Bibliothèque nationale de France

-

Direction des collections

-

Département Sciences et Techniques

LA DACTYLOSCOPIE

DES

RÉGIONS ANATOMIQUES

I. – LE PIED

PAR

LE DOCTEUR G. JOLAND

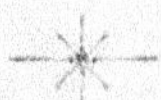

PARIS

A. MALOINE, ÉDITEUR

25-27, RUE DE L'ÉCOLE DE MÉDECINE, 25-27

1914

LA DACTYLOSCOPIE

DES RÉGIONS ANATOMIQUES

LA DACTYLOSCOPIE

DES

RÉGIONS ANATOMIQUES

I. – LE PIED

PAR

LE DOCTEUR G. JOLAND

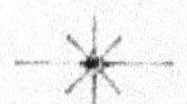

PARIS

A. MALOINE, ÉDITEUR

25-27, RUE DE L'ÉCOLE DE MÉDECINE, 25-27

1914

LA DACTYLOSCOPIE
DES RÉGIONS ANATOMIQUES

DACTYLOSCOPIE

J'appelle *dactyloscopie* l'emploi méthodique de
la palpation appliqué à l'étude de l'anatomie. Ce
procédé sera utile soit pour compléter cette étude,
soit à ses débuts. Au médecin et à toute personne
ayant appris l'anatomie descriptive, la pratique de
la dactyloscopie sera d'un grand secours pour
étayer ses souvenirs défaillants. A l'étudiant, à
toute personne désireuse d'apprendre la structure
du corps humain, elle fournira un précieux ensemble de points de repère dont la connaissance faci-
litera son travail, et lui permettra de ne pas trop
compter sur sa mémoire. Ce que l'on a bien vu et
bien appris, les détails que l'on s'est gravés dans
la rétine et dans le cerveau deviennent vagues et

finissent par s'effacer, comme s'effacent même les inscriptions sur la pierre... parce que la pierre s'use... Mais on reconnaît toujours ce que l'on a palpé avec soin. Les contours d'une apophyse, les insertions d'un muscle, les caprices d'un interligne articulaire, *restent dans le doigt* qui les a bien fouillés et qui les reconnaît lorsqu'il les retrouve.

L'étudiant quittera un jour (hélas !) la salle de dissection, il quittera aussi (trois fois hélas !) la Faculté : il n'aura plus alors à sa disposition, pour entretenir ses connaissances anatomiques, base de tout ce qu'il sait, que de fort beaux atlas qu'il n'ouvrira pas souvent, et ses malades sur lesquels fréquemment il posera les doigts. Quant à celui qui n'a pas disséqué et à qui l'étude de l'anatomie n'est pas interdite, quel meilleur moyen que la dactyloscopie s'offre à lui pour rendre cette étude pratique et attrayante ?

La dactyloscopie se pratique bien simplement en palpant attentivement la région que l'on veut étudier. Choisissez un de vos malades, un parent ou un ami, de préférence un homme de 30 à 40 ans, bien musclé, mais plutôt maigre ou ayant un peu maigri récemment. Palpez une région quelconque et cherchez à reconnaître ce que vous avez sous les doigts. Un muscle que vous sentirez vous intéressera à ses diverses insertions, à ses rapports, à son action, au nerf qui l'anime ; la rencontre d'un ligament évoquera en vous l'image de l'interligne qu'il protège, interligne que vous trouverez d'ailleurs en partie accessible. Chemin faisant, insistez sur les points de repère signalés par les auteurs et qui doivent vous servir de jalons dans cette étude. Souvent vous serez arrêté par des différences individuelles, par la difficulté de sentir dans la profondeur, d'apprécier ce que vous aurez sous le doigt et de trouver ce que vous vous attendez à rencontrer. Surtout, ne cherchez pas à voir, fermez plutôt les yeux. Il vous faudra parfois appuyer assez fortement pour déprimer des plans fibreux et reconnaître une jointure, attendre quelques instants, imprimer au doigt explorateur quelques mouvements de va-et-vient, faire contracter un muscle, fléchir ou étendre une articulation.

Je vais commencer cette étude par l'examen dactyloscopique du pied, choisissant à dessein cette région réputée difficile, et j'espère montrer que la dactyloscopie peut simplifier son étude dans une large mesure.

LE PIED

Extrémité libre du membre abdominal, le pied,
destiné à supporter le poids du corps pendant la
station verticale et pendant la marche, doit être
surtout solide et résistant. La première palpation
nous permet de constater que le pied, dont le grand
axe fait un angle droit avec celui de la jambe, présente une face supérieure convexe, une face inférieure concave et plus longue, qu'il s'élargit, s'étale
en éventail d'arrière en avant et diminue considé-
rablement d'épaisseur dans le même sens.

Appuyons un peu, pouce au-dessous, doigts au-
dessus, et nous vérifions que les pièces qui constituent son squelette sont disposées de façon à former
une double voûte une *voûte transversale*, large et
peu profonde en avant, mais qui se creuse et se
rétrécit de plus en plus vers la partie postérieure, et
une *voûte antéro-postérieure*, dont la clef, constituée par l'astragale, s'articule avec la jambe et

supporte tout le poids du corps. Faisons poser le pied sur le sol et constatons que cette voûte s'appuie par certains points ou *piliers* : un *pilier postérieur* ou *calcanéen* ; un *pilier antérieur et interne*, de forme très arquée et dont le point d'appui est la tête du premier métatarsien ; et un *pilier antérieur et externe*, cintré aussi, mais beaucoup plus bas et dont le point qui touche le sol est la tête du cinquième métatarsien. Remarquons de suite que la peau de la face inférieure ou *plante*, est particulièrement épaisse au niveau de ces points, et comparons cette peau glabre, ferme et fixée aux tissus sous-jacents, comparons-la à la peau maigre, mince et mobile de la face dorsale.

Ce premier examen nous a déjà montré que sur le dos du pied, la finesse du tégument, le peu de graisse que renferme le tissu cellulaire sous-cutané, la faible résistance de l'aponévrose dorsale superficielle, nous permettront, malgré la présence du muscle pédieux, de reconnaître jusqu'à l'agencement des différentes pièces osseuses. Du côté de la plante, au contraire, la consistance de la peau, son adhérence à l'aponévrose sous-jacente, l'épaisseur du pannicule adipeux (que nous savons particulièrement considérable dans les points destinés à supporter les pressions, c'est-à-dire en avant, en arrière et sur tout le bord externe, épaisseur pouvant atteindre 2 centimètres au niveau du talon), le tassement de cette graisse, son cloisonnement, surtout à la partie antérieure, par des travées fibreuses, dépendant de l'aponévrose, qui l'empêchent de s'affaisser, l'épaisseur et la tension de cette aponévrose plantaire, principalement dans sa partie moyenne, enfin la résistance des téguments et l'abondance des muscles gêneront beaucoup nos investigations.

Nous y reconnaissons cependant une partie médiane légèrement excavée, la *gouttière plantaire*, et deux saillies latérales : l'interne contenant les muscles du gros orteil, l'externe contenant ceux du petit orteil. L'*aponévrose plantaire* est tendue jusqu'à la racine des orteils et d'un bord du pied à l'autre ; le pouce déprimant la coque talonnière sur la grosse tubérosité du calcanéum, perçoit sa limite postérieure, et, cheminant du talon vers les orteils, pendant que l'on fait exécuter à ceux-ci des mouvements alternatifs d'extension et de flexion, il suit jusque vers la tête du premier métatarsien, le bord interne net et tranchant de la partie moyenne de cette aponévrose, partie la plus importante, la plus épaisse assez solide pour concourir au maintien de la courbure plantaire. Les deux bords latéraux de cette partie moyenne sont d'ailleurs marqués par des dépressions faciles à suivre du doigt et qui correspondent à l'origine des deux cloisons cellulo-fibreuses qui divisent la plante en trois *loges*.

Nous avons déjà dit quelques mots des loges extrêmes. L'*interne*, contient les muscles du gros orteil, le *court fléchisseur*, appliqué contre le premier métatarsien qu'il recouvre ainsi que les deux cunéiformes internes, le *tendon* du *long fléchisseur propre* qui passe dans un sillon limité par les deux chefs du premier, et l'*abducteur*, le plus superficiel et le plus volumineux.

Dans la loge *externe*, le *court fléchisseur* du cinquième orteil recouvre le dernier interosseux plantaire et les quatrième et cinquième métatarsiens, ayant en dehors de lui l'*opposant*, quand celui-ci existe.

La loge *moyenne*, que nous cache la partie moyenne de l'aponévrose plantaire, est la plus large et la plus importante. Nous nous rappelons qu'elle contient, étagés sur quatre couches du squelette vers la peau : 1° les muscles *interosseux plantaires* qui couvrent de ce côté les métatarsiens ; 2° les deux *adducteurs oblique* et *transverse* du gros orteil, ce dernier couché sur les têtes des derniers métatarsiens ; 3º le *nerf* et l'*artère plantaires externes*, les *tendons du long fléchisseur commun* ou perforant, son *accessoire* et les *lombricaux*, le *tendon du long fléchisseur propre* ; 4º le *court fléchisseur plantaire* ou fléchisseur perforé.

*
* *

Revenons à notre palpation et suivons avec soin le pied d'avant en arrière, tel qu'il se présente à nous, lorsque nous sommes assis en face du sujet, une main soutenant le membre au niveau du cou-de-pied et le présentant à l'autre qui explore.

Nous remarquons de suite que les **orteils**, au nombre de cinq, sont semblables à des doigts atrophiés. Ils sont beaucoup plus courts que ceux-ci et moins volumineux, sauf l'un d'eux qui est le plus interne et qu'on désigne sous le nom de premier orteil. Celui-ci est également rectiligne alors que les autres sont légèrement recourbés en bas. Les trois derniers sont de plus en plus courts, jusqu'au cinquième qui est le plus externe.

Il est parfois difficile de percevoir nettement les secondes et troisièmes phalanges des derniers orteils, les troisièmes étant assez longues, mais cachées sous l'ongle, et les secondes étant d'une brièveté remarquable. Mais on reconnait que leurs premières phalanges ont leur extrémité antérieure en forme de trochlée, et que cette poulie qui appartient à la première phalange, forme le point culminant de l'articulation de la première avec la deuxième phalange, c'est-à-dire le sommet de la courbe décrite par chaque orteil. Vérifions ce fait en constatant que cette saillie, au milieu de chaque orteil, à la région dorsale, devient de moins en moins nette lorsque nous portons la deuxième phalange de l'orteil en extension et qu'au contraire elle augmente peu à peu avec sa flexion.

Quant au gros orteil qui est rectiligne, il présente, au contraire, à sa face dorsale, à l'union de la première avec la deuxième phalange, une dépression transversale que l'extension accentue. En outre, la tête de la première phalange est aplatie de haut en bas et la base de la deuxième est très large.

Suivons la première phalange du gros orteil entre le pouce (au-dessous) et l'index (au-dessus) et fai-

sons glisser les doigts d'avant en arrière. Le pouce
est bientôt arrêté par la saillie plantaire de la tête
du premier métatarsien, toujours volumineuse et
élargie encore par les os sésamoïdes. C'est immédiatement au-delà de cette saillie, et à un travers de
doigt au moins (environ deux centimètres) au-delà
du pli digito-plantaire que se trouve l'articulation
du gros orteil avec son métatarsien. En même
temps d'ailleurs, l'index sent très facilement, à la
partie supéro-interne de la racine du gros orteil en
extension, une dépression entre la phalange et son
métatarsien.

Nous avons ainsi trouvé fort aisément le premier
interligne métatarso-phalangien et nous n'a-
vons nul besoin de faire un effort de mémoire pour
nous rappeler, ce que nous avons vu partout,
autrefois, à savoir que l'ensemble des articulations
métatarso-phalangiennes décrit une courbe à convexité antérieure dont le sommet répond au deuxième orteil, que l'interligne de celui-ci est à 2 millimètres en avant de celui du premier, le troisième
interligne à 2 millimètres en arrière du second,
donc sur la même ligne transversale que le premier,
le quatrième à quelques millimètres en arrière du
troisième, le cinquième, enfin, à 1 centimètre en

arrière du quatrième. L'index retrouve toutes ces données, comme il constate que tous ces interlignes sont à environ 2 centimètres au-delà du bord libre des commissures. Il a suffi, en effet, de mobiliser chaque phalange sur son métatarsien, pour sentir la tête de ce dernier, tête dont la surface articulaire est beaucoup plus étendue inférieurement que du côté dorsal, se décoiffer peu à peu dans la flexion, disparaître dans l'extension. C'est dans ce dernier mouvement que tout l'interligne métatarso-phalangien est le plus nettement perçu par le doigt. Celui-ci en reconnaîtra toutes les parties en parcourant d'un bout à l'autre le fond de l'angle dièdre formé par les phalanges et les métatarsiens et en laissant glisser sous lui, au-dessus de chaque interligne partiel, une corde qui soulève la peau, surtout quand le sujet aide légèrement l'extension, corde qui n'est autre chose que le *tendon extenseur*.

Pendant cette marche de l'index et des trois autres doigts, le pouce, lui, n'a pas distingué grand'chose à travers la peau épaisse et cornée recouvrant la saillie plantaire de ces articulations et qu'il sent particulièrement matelassée de graisse. Il a vaguement perçu les mouvements et le jeu des phalanges sur les têtes métatarsiennes.

Saisis tour à tour entre le pouce et l'index, les métatarsiens sont mobilisés individuellement. Leurs extrémités antérieures se montrent écartées l'une de l'autre. En effet, elles ne s'articulent pas entre elles et sont unies par le *ligament transverse du métatarse*, composé de lamelles fibreuses minces étendues transversalement d'un métatarsien à l'autre.

****

Les **métatarsiens** eux-mêmes nous apparaissent ensuite, à la face dorsale seulement, et nous les sentons disposés parallèlement de façon à former un gril osseux quadrilatère dont la face inférieure, concave d'avant en arrière, plus concave encore transversalement, constitue la partie antérieure, basse et large de la voûte du pied et dont la face supérieure ou dorsale, convexe, s'incline en dehors. Le bord interne de ce gril, formé par le premier métatarsien, est plus épais ; il touche le sol par son extrémité antérieure et se relève ensuite obliquement en arrière. Le bord externe, assez mince, suit le petit orteil et est presque horizontal.

2

Les intervalles entre les métatarsiens, assez
étroits, surtout vers leur partie postérieure, sont
complètement occupés par les *muscles interosseux*
qui s'y trouvent d'ailleurs à l'étroit et font saillie
à la région plantaire. Au-dessus, à la face dorsale, séparés par l'aponévrose dorsale interosseuse,
se trouvent les *tendons extenseurs* que nous suivons
individuellement et que nous sentons converger
vers le tarse postérieur, au-dessus des faisceaux
du *pédieux* qu'ils croisent.

Le bord postérieur du gril formé par le métatarse
est particulièrement intéressant à étudier. Les
extrémités postérieures des métatarsiens sont disposées de façon à former une arcade transversale
et taillées en coin comme les pierres d'une voûte,
surtout celles des deuxième, troisième et quatrième.
L'extrémité postérieure du deuxième métatarsien
est nettement cunéiforme. Ces coins sont articulés
entre eux par des facettes latérales. Les plans des
articulations de ces bases métatarsiennes entre
elles, sont de plus en plus obliques à mesure qu'on
s'avance vers le métatarsien le plus externe ; le plan
de l'articulation du quatrième et du cinquième
métatarsiens étant incliné à 45°, au moins, tandis
que l'intervalle entre le premier et le deuxième

métatarsiens est dans un plan à peu près vertical.
Je dis intervalle et non interligne articulaire, parce
que les deux premiers métatarsiens ne s'articulent
pas entre eux, ou très rarement, le premier étant
généralement indépendant.

Il ne saurait être question de sentir, avec le
pouce, les arêtes de ces prismes, profondément cachées sous les parties molles. Mais l'index, à la face
dorsale, reconnaîtra leurs faces rugueuses et de
forme quadrilatère. Or, l'ensemble des arêtes postérieures de ces bases nous donnera l'*interligne de
Lisfranc* ; nous allons donc les suivre avec atten-
tion.

Pour cela, examinons d'abord la base du premier
métatarsien : elle est très grosse et nous montre,
sur tout son pourtour accessible, un cercle de
rugosités accentué principalement sur le prolon-
gement du bord interne de l'os où elles constituent
le *tubercule du premier métatarsien*. Ce tubercule
qui forme l'angle inférieur et interne de l'extrémité
postérieure du premier métatarsien, donne attache
au tendon du *jambier antérieur*. Il est situé juste
au milieu du bord interne du pied. Nous ne le con-
fondrons pas avec une autre saillie inféro-externe
de cette même extrémité, saillie d'ailleurs inacces-

sible, qui se prolonge jusqu'à devenir sous-jacente au deuxième métatarsien et qui est étirée par l'insertion du long péronier latéral. Celle-ci est la *tubérosité du premier métatarsien.*

Revenons au tubercule, à cette saillie inférieure et interne de la base du métatarsien. Reconnaissons-la en suivant l'os, entre le pouce et l'index. Le pouce arrive bientôt à cette éminence rugueuse occupant l'union des faces dorsale et plantaire, mais plus marquée sur la dernière ; avançant doucement, il la prend entre la pulpe et l'ongle. L'articulation du premier métatarsien avec le premier cunéiforme est alors immédiatement en avant. Ce tubercule se prolonge, sur la face dorsale de la base du métatarsien, en une crête verticale faisant partie du cercle rugueux et saillant que nous avons signalé. Cette crête et le tubercule qu'elle surmonte sont la première saillie que nous trouvons en suivant d'avant en arrière le bord interne ou la face dorsale lisse et unie du métatarsien, et la dépression linéaire qui suit est l'interligne.

*_**

Cet *interligne cunéo-métatarsien* est l'extrémité
interne de l'**interligne de Lisfranc**. Suivons-le en
remontant : nous arrivons bientôt, après avoir
laissé échapper sous le doigt le *tendon de l'extenseur
propre*, à la partie interne et antérieure d'un carrefour où se réunissent les deux premiers métatarsiens et les deux premiers cunéiformes. On peut
d'ailleurs, suivant l'intervalle entre les deux premiers métatarsiens, mettre d'emblée le doigt sur
ce carrefour qui le prolonge et dans lequel vient
s'ouvrir le premier interligne cunéo-métatarsien
que nous étudions. Ayant donc suivi celui-ci, en
remontant sur le bord interne du pied, et constaté
qu'il est légèrement oblique en avant et en dehors,
arrivons au carrefour et parcourons l'interligne
antéro-postérieur, très court, entre le premier
cunéiforme et le deuxième métatarsien ; nous
allons faire le tour de la base de ce dernier, enclavée
dans une mortaise constituée par les trois cunéiformes, base suffisamment saillante dans une mortaise deux fois plus profonde en dedans (1 centimètre environ) qu'en dehors (4 millimètres). L'in-

dex se dirige donc transversalement en dehors, derrière la base du deuxième métatarsien, puis revient obliquement vers les orteils et vers le bord externe du pied, suivant le court interligne entre le deuxième métatarsien et le troisième cunéiforme. Cheminant ensuite presque transversalement en dehors et très peu vers l'arrière-pied, le doigt franchit l'interligne du troisième cunéiforme avec le troisième métatarsien. Mais, ce dernier étant un peu en retrait, il devra faire ensuite un très léger mouvement en avant pour pouvoir longer en dehors et un peu plus vers l'arrière, les deux dernières articulations tarso-métatarsiennes. Nous arrivons ainsi à un *tubercule* qui prolonge en dehors l'extrémité postérieure, élargie et aplatie de haut en bas, du cinquième métatarsien, et où s'insère le tendon du *court péronier latéral*. Ce gros tubercule, le premier relief important que l'on trouve sur le bord externe du pied, est situé juste au milieu de ce bord. Il est très saillant sous le doigt, déborde le pied, et l'on peut, en contournant ce promontoire, introduire le bout de l'index entre lui et le cuboïde qui est en retrait d'un centimètre, c'est-à-dire au niveau de l'extrémité externe de l'interligne de Lisfranc. Nous voyons donc que, sans la pénétration du deuxième métatarsien dans le tarse, la ligne articulaire de Lisfranc serait une courbe presque régulière, légèrement convexe en avant et dont la direction générale est oblique de dedans en dehors et d'avant en arrière.

***

Nous avons déjà quelque idée de la **rangée tarsienne** que nous allons rencontrer maintenant, puisque, d'après ce que nous venons de voir, elle est constituée par quatre os dont deux sont en saillie : le *premier* et le *troisième cunéiformes*, et deux sont en retrait : le *deuxième cunéiforme* et le *cuboïde*. Toutefois, la différence de niveau entre le cuboïde et le troisième cunéiforme est faible.

Ces quatre os ont une forme prismatique et triangulaire. L'arête du prisme externe ou cuboïde est dirigée en dehors ; elle fait partie du bord externe du pied et nous l'avons vue débordée d'un bon centimètre par le tubercule du cinquième métatarsien. Le deuxième et le troisième cunéiformes ont leur arête plantaire. Celle du premier cunéiforme seule est dorsale.

Le cuboïde ayant un diamètre antéro-postérieur plus grand, il s'ensuit que ces os paraissent assemblés suivant une ligne courbe à convexité antérieure et dont la direction générale est oblique de dedans en dehors et d'avant en arrière, mais de rayon plus court que la courbe représentée par l'interligne de Lisfranc.

Si le pouce reprend son exploration, d'avant en arrière, sous le bord interne du pied, il rencontre, après l'interligne, la base du premier cunéiforme, base ayant environ 3 centimètres d'étendue et qui présente en arrière un gros tubercule auquel s'insère un des tendons du *jambier postérieur*.

De son côté, l'index, quittant la base du premier métatarsien et franchissant l'interligne, reconnaît, un peu en dépression, la face interne de ce premier cunéiforme, large et haute, traversée par une gouttière peu profonde, oblique sur le bord interne du pied, de haut en bas et d'arrière en avant, et où glisse le tendon du jambier antérieur.

Remontons cette face interne, presque verticale, nous arrivons au bord supérieur, tranchant, obliquement descendant vers le scaphoïde, longé en partie par le tendon de l'extenseur propre du gros orteil, articulé avec le deuxième métatarsien, puis

avec le deuxième cunéiforme. Ce dernier interligne
prolonge le carrefour que nous avons trouvé plus
haut et où se réunissent les deux premiers métatarsiens et les deux premiers cunéiformes, et où dé-
bouche la première articulation cunéo-métatar-
sienne : mais il fait avec lui un angle obtus ouvert
en dedans, car il se dirige vers le bord interne du
pied. D'ailleurs, les articulations de ces quatre
prismes entre eux, c'est-à-dire les articulations des
cunéiformes entre eux et celle du troisième cunéiforme avec le cuboïde, ont toutes leur interligne
dirigé d'avant en arrière et de dehors en dedans.

En dehors, le deuxième cunéiforme, le plus court,
nous offre une base quadrilatère, plane, un peu
moins large en avant qu'en arrière, et située dans
un plan presque horizontal, à peine inclinée en
avant, en bas et en dehors.

La base du troisième cunéiforme, également
quadrilatère mais beaucoup plus allongée, un peu
convexe d'avant en arrière et transversalement.
s'incline fortement en bas et en dehors.

La face dorsale du cuboïde continue la pente
vers le bord externe. En convergeant vers la face
plantaire du même os, elle va former l'arête très
mousse du prisme cuboïdien, arête qui fait partie

du bord externe du pied et qui présente une encoche creusée par le passage du tendon du *long péronier latéral*, au moment où il va s'engager dans la gouttière de la face plantaire. Nous avons vaguement senti le bord externe du cuboïde, en déprimant les tissus, derrière le crochet du cinquième métatarsien. Mais si nous prenons l'extrémité aplatie de ce dernier os entre le pouce (au-dessus) et le bord externe de la deuxième phalange de l'index (au-dessous), cette partie du doigt, dont l'extrémité est dirigée vers la tête du premier métatarsien, nous indique la direction précise, oblique en avant et en dedans, de la gouttière où se trouve le tendon du long péronier, car ce doigt est situé juste sous la lèvre antérieure de cette gouttière. Imprimons alors à la main un mouvement de translation d'un centimètre vers le bord interne et vers la partie postérieure du pied, la pulpe du pouce se place sur les articulations cuboïdo-métatarsiennes et l'index, ayant quitté le plan résistant sur lequel il se trouvait, repose maintenant sur la *gouttière cuboïdienne*, au-dessus des parties molles qui la comblent. On peut d'ailleurs sentir sous, et souvent même sur le bord externe du pied, l'extrémité de la *crête du cuboïde*. Cette ligne, très saillante et mousse, qui limite en arrière la gouttière, et qui donne attache au *ligament calcanéo-cuboïdien*, présente parfois une extrémité externe très marquée et nettement appréciable. J'ai même vu, chez un sujet, cette extrémité faire une saillie aussi proéminente que celle de la tubérosité du cinquième métatarsien.

Nous avons vu que, dans sa marche à la surface de cette rangée tarsienne, l'index était monté presque verticalement sur la face interne du premier cunéiforme, puis, presque aussitôt, redescendu suivant une pente plus douce, vers le bord externe. L'épaisseur du bord interne du pied, à ce niveau, est, en effet, plus du double de celle du bord externe.

*
* *

Les trois cunéiformes s'articulent entre eux et avec le **scaphoïde** qui leur présente, sur sa face antérieure, trois facettes. Remarquons que l'articulation du scaphoïde avec le premier cunéiforme se trouve sur la même ligne transversale que la tubérosité du cinquième métatarsien. Nous nous rendons compte que le plan rugueux de la partie dorsale du pourtour du scaphoïde, est de plus en plus large de sa partie externe, où il entre en contact avec le cuboïde et où il est caché par l'ensemble des tendons, vers la partie interne où ce pourtour. assez régulièrement circulaire, se prolonge, en arrière et en bas, en une grosse apophyse, la *tubérosité du scaphoïde*, que l'on sent toujours facilement et sur laquelle s'insère un des tendons du jambier postérieur.

Après avoir franchi la base du premier cunéiforme, le pouce s'appuie sur la jointure scaphocunéenne et rencontre ensuite la grosse saillie arrondie du scaphoïde qui forme la pointe de cet os en forme de sabot. Nous sommes à 3 centimètres, environ, en arrière de l'entrée interne de l'interligne de Lisfranc, et à 3 centimètres, aussi, au-dessous et en avant du sommet de la *malléole interne*. Le pouce, sur cette tubérosité, reconnaît en arrière, venant s'insérer sur sa pointe, le tendon du jambier postérieur qui vient de la partie postérieure de la malléole interne. Et le bout du doigt cherche à s'insinuer sous cette tubérosité, pour reconnaître, en dehors d'elle, la gouttière large qu'elle limite et où passe le tendon du jambier postérieur qui va s'insérer sur l'arête du troisième cunéiforme.

*
* *

Nous arrivons à l'**articulation de Chopart** ou **médio-tarsienne** que nous savons constituée par deux articulations distinctes : en dedans, l'articulation de l'astragale avec le scaphoïde ; en dehors, celle du calcanéum et du cuboïde.

L'interligne médio-tarsien a, dans son ensemble, une direction transversale, mais légèrement sinueuse, figurant une S allongée, sa partie interne, astragalo-scaphoïdienne, étant concave en arrière, et sa partie externe, calcanéo-cuboïdienne, étant concave en avant.

Cet interligne se trouve, du côté interne, immédiatement en arrière du scaphoïde dont nous avons reconnu le tubercule. Ce dernier, toujours très appréciable, est souvent assez déjeté en arrière. Quoi qu'il en soit, le pouce, après l'avoir franchi, tombe à l'entrée de l'articulation astragalo-scaphoïdienne et, si le pied se trouve en attitude normale, le doigt, déprimant les tissus, sent la partie interne de la tête de l'astragale, parfois fort saillante. Celle-ci devient d'ailleurs plus appréciable, au-dessus de la partie externe du scaphoïde, si nous portons fortement la pointe du pied en bas et en dedans. Mais cette manœuvre fait en même temps saillir l'extrémité antérieure du calcanéum au-dessus du cuboïde. On distingue alors, en dehors, une crête osseuse verticale qui est le bord externe de la face antérieure du calcanéum. Cette crête, qui se termine à sa partie supérieure par un angle très saillant toujours appréciable, angle supéro-externe du pourtour de la *grande apophyse du calcanéum*, se trouve à un gros travers de doigt en avant de la *malléole péronière* et à un travers de doigt en arrière de la tubérosité du cinquième métatarsien. Elle est, de plus, sur la même ligne transversale que la tête astragalienne, et l'interligne calcanéo-cuboïdien se trouve immédiatement devant elle.

*
* *

L'**Astragale**, os très enclavé, dont la poulie supérieure est solidement maintenue dans la mortaise tibio-péronière par les puissants ligaments malléolaires, forme le sommet de la voûte tarsienne. Il repose sur le calcanéum auquel il est uni par un ligament interosseux très résistant, double haie fibreuse séparant les surfaces d'union calcanéo-astragaliennes en deux articulations : l'une antérieure et interne, l'autre postérieure et externe, et s'insérant dans le *canal calcanéo-astragalien* qui résulte de la superposition des deux gouttières calcanéenne et astragalienne. Ce canal, oblique d'avant en arrière et de dehors en dedans, s'ouvre au fond d'une large excavation, *excavation astra-galo-calcanéenne*, à l'entrée de laquelle nous avions le doigt tout à l'heure, en reconnaissant l'angle saillant supéro-externe de la grande apophyse du calcanéum. Replaçons l'index dans cette position : au-dessus de lui se trouve l'angle mousse antéro-externe, toujours très saillant, de la poulie astraga-lienne, *apophyse externe de l'astragale* qu'il recon-naît en se retournant.

Nous avons vu que l'astragale est accessible du côté interne. Laissant le pied dans l'attitude nor-male, nous sentons la *tête astragalienne* au-dessus du tubercule du scaphoïde, au-dessus du tendon du jambier postérieur, en avant et au-dessous de la malléole tibiale. L'étendue de la partie accessible de cette tête varie avec l'attitude du pied. Lorsque celui-ci est porté fortement en dedans, la pointe du tubercule scaphoïdien se rapproche jusqu'à un travers de doigt de la pointe de la malléole, coiffant la tête de l'astragale. Portons, au contraire, la pointe du pied en dehors et en bas, le tubercule scaphoïdien s'écarte de la pointe malléolaire, découvrant la tête astragalienne ; cet écartement peut être poussé jusqu'à cinq centimètres.

Nous pouvons également sentir, en enfonçant l'index entre les tendons antérieurs ou entre eux et le bord antérieur des malléoles, la partie toute antérieure de la face supérieure de l'astragale située en avant de la poulie articulaire, rétrécie en forme de col et déjetée en dedans. Cette partie est excavée en une gouttière transversale qui reçoit le bord antérieur de l'extrémité inférieure du tibia dans l'extrême flexion du pied.

*
* *

Le **calcanéum**, le plus **volumineux** des os du tarse, dont il constitue à lui seul la partie postéro-inférieure, est plus accessible.

Sa face latérale externe, large, assez haute en
arrière, beaucoup moins élevée en avant, où elle
est sous-jacente à l'apophyse externe de l'astragale et au creux calcanéo-astragalien, nous montre
nettement, vers son tiers antérieur, une crête saillante, oblique en avant et en bas et séparant deux
parties déprimées par le passage des péroniers latéraux.

Nous ne pouvons explorer la face interne, en forme de gouttière, la *gouttière calcanéenne*, où s'insère le muscle *accessoire du long fléchisseur commun*
sur lequel reposent les vaisseaux, nerfs et tendons
qui vont de la région postérieure de la jambe à la
plante du pied. Nous percevons seulement sa limite
inférieure et postérieure constituée par la saillie de
la grosse tubérosité de la face inférieure. En haut et
en avant, nous pouvons encore distinguer le sommet interne de la *petite apophyse* qui se détache de
la face supérieure de l'os à la façon d'une console
sur laquelle l'astragale repose. Cette console présente, en haut, une facette articulaire pour ce dernier os, et, sur sa face inférieure, une gouttière où
glisse le *tendon du long fléchisseur propre du gros
orteil.*

La face postérieure nous permet de reconnaître.

3

au-dessous d'une partie libre et lisse, l'insertion large et quadrilatère du tendon d'Achille. Plus bas, cette face se recourbe en avant vers la face inférieure, et celle-ci nous présente de suite ses deux *tubérosités* : l'*interne*, plus volumineuse, où s'attache le *court fléchisseur commun* des orteils ; l'*externe*, plus petite, où s'insère l'*abducteur du petit orteil*.

Le calcanéum ne touche le sol que par ses tubérosités. Il se relève ensuite fortement en avant et sa face inférieure se rétrécit et se termine par une partie saillante et arrondie, la *tubérosité antérieure* dont nous avons appris à retrouver le contour antérieur et externe.

La face supérieure du calcanéum est inaccessible. C'est une vaste échancrure dans laquelle se loge l'astragale et qui présente, pour cet os, deux facettes séparées par une gouttière. Cette dernière, s'opposant à celle de l'astragale, forme le *canal osseux du tarse* dont nous avons parlé plus haut, ouvert en dehors dans l'excavation calcanéo-astragalienne. En arrière de l'échancrure, la face supérieure, libre, étroite, est recouverte par du tissu graisseux.

Je reparlerai d'ailleurs du calcanéum et de l'astragale à propos du cou-de-pied.

*
* *

Il est logique de donner ici, en peu de mots, une idée générale des principaux **ligaments** qui unissent ces différentes pièces osseuses.

Les articulations phalangiennes et métatarso-phalangiennes sont renforcées en arrière par le tendon extenseur. Elles ont des *ligaments latéraux* très forts qui s'insèrent aux tubercules latéraux que présentent les extrémités en regard.

Toutes les autres jointures, celles qui unissent les extrémités postérieures des métatarsiens, les articulations tarso-métatarsiennes et toutes les articulations tarsiennes, ont, en général :

1º Des *ligaments dorsaux*, très minces, simples toiles celluleuses unissant les os voisins. Leur direction est transversale dans les articulations méta-tarsiennes, cunéo-cuboïdienne, intercunéennes et scapho-cuboïdienne ; elle est généralement antéro-postérieure dans les articulations de Lisfranc, de Chopart et scapho-cunéennes.

2º Des *ligaments plantaires*, un peu plus résistants, ayant le plus souvent la même disposition que les ligaments dorsaux. Parmi eux, une mention spéciale doit être accordée au ligament *calcanéo-scaphoïdien inférieur* et au ligament *calcanéo-cuboïdien inférieur* qui s'unissent pour protéger l'articulation de Chopart

Le premier, *calcanéo-scaphoïdien inférieur*, très résistant, très épais, contribue à augmenter inférieurement la concavité du scaphoïde. Il est triangulaire et sa base répond au bord interne du pied.

Le second, *calcanéo-cuboïdien inférieur*, situé en dehors, est un énorme plan fibreux qui s'étend depuis les tubérosités de la face inférieure du calcanéum jusqu'aux quatre derniers métatarsiens, en s'attachant au cuboïde.

Ce plan ligamenteux contribue puissamment au maintien de la concavité plantaire antéro-postérieure.

3° Des *ligaments interosseux* très résistants, à direction le plus souvent transversale, sauf pour ceux des articulations de Chopart et de Lisfranc, unissant les os par le plus court chemin, et occupant toute l'épaisseur du massif osseux entre les ligaments dorsaux et les ligaments plantaires. Deux d'entre eux sont particulièrement intéressants :

Le *ligament de Lisfranc*, qui, fixé à la face externe du premier cunéiforme, donne quelques fibres au premier métatarsien et toutes les autres, en dehors, à la face interne de la base du deuxième métatarsien.

Le *ligament en* Y, qui est commun aux deux articulations formant celle de Chopart. C'est une cloison longitudinale placée de champ entre les articulations astragalo-scaphoïdienne et calcanéo-cuboïdienne. Simple en arrière, à son départ de la grande apophyse du calcanéum, ce puissant ligament est bifurqué en avant en deux faisceaux : l'interne allant à la partie externe du contour du scaphoïde ; l'externe, très court, allant au cuboïde.

D'autres moyens d'union et de protection existent encore pour ces jointures.

Le *court péronier latéral* qui se réfléchit sous la malléole et se rend presque horizontalement au sommet de la tubérosité du cinquième métatarsien, joue en quelque sorte, vis-à-vis de l'articulation de Chopart, le rôle de ligament externe.

Il en est de même du *long péronier* qui croise obliquement l'articulation médio-tarsienne, se réfléchit sur le cuboïde, passe dans la gouttière oblique de cet os, croise ensuite les deuxième et troisième articulations cunéo-métatarsiennes pour venir s'insérer à la tubérosité du premier métatarsien.

Le *jambier antérieur* qui passe sur la tête de l'astragale, le scaphoïde, glisse sur la face interne du premier cunéiforme et se fixe, en dedans, au tubercule du premier métatarsien, joue le rôle de ligament interne pour l'interligne de Lisfranc.

Quant au *jambier postérieur*, son rôle, à cet égard, est des plus important. Son tendon horizontal, qui s'attache au tubercule du scaphoïde, au ligament calcanéo-scaphoïdien qu'il double et renforce en dedans, et au premier cunéiforme, est, pour l'articulation de Chopart, un véritable ligament interne. Les expansions de ce muscle qui forment un bouquet tendineux sous la partie moyenne de la face plantaire du squelette du pied, recouvrent les ligaments plantaires des articulations scapho-cunéennes et ceux des deux dernières articulations intermétatarsiennes.

****

La disposition des **tendons de la face dorsale** nous est connue. Enumérons-les en terminant.

Nous avons palpé à plusieurs reprises, en dedans, le fort tendon du *jambier antérieur*, depuis son

insertion au premier métatarsien. Nous l'avons
senti se tendre dans la gouttière de la face interne
du premier cunéiforme. Nous l'avons retrouvé sur
le scaphoïde, puis sur l'astragale. En dehors de lui,
nous avons suivi l'*extenseur propre* du gros orteil,
depuis son insertion à la base de la deuxième phalange, sur toute la longueur de la première, sur le
métatarsien, sur l'arête du premier cunéiforme
et sur la tête de l'astragale. Près de son bord externe, sur le plan du tarse, nous sentons battre l'artère pédieuse. Plus en dehors encore, nous avons
reconnu les *quatre tendons de l'extenseur commun*
et suivi chacun d'eux depuis la base de son orteil
respectif. Intimement unis à la première phalange, ils convergent ensuite, sur la face dorsale
du métatarse, vers le cou-de-pied. Tout à fait en
dehors, le *péronier antérieur*, inconstant, s'insère
sur la face supérieure de la base du cinquième métatarsien et glisse sur la partie externe de la face
dorsale du pied. Enfin, sous ces divers tendons,
nous avons perçu les faisceaux du *pédieux*, et, en
arrière, la partie postérieure de son corps muscu-
laire, sous forme d'une saillie molle, au-dessous
et en avant de la malléole externe.

Orléans. — Imp. H. Tessier.

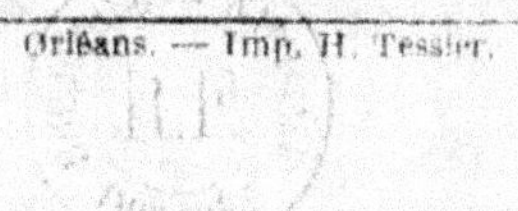

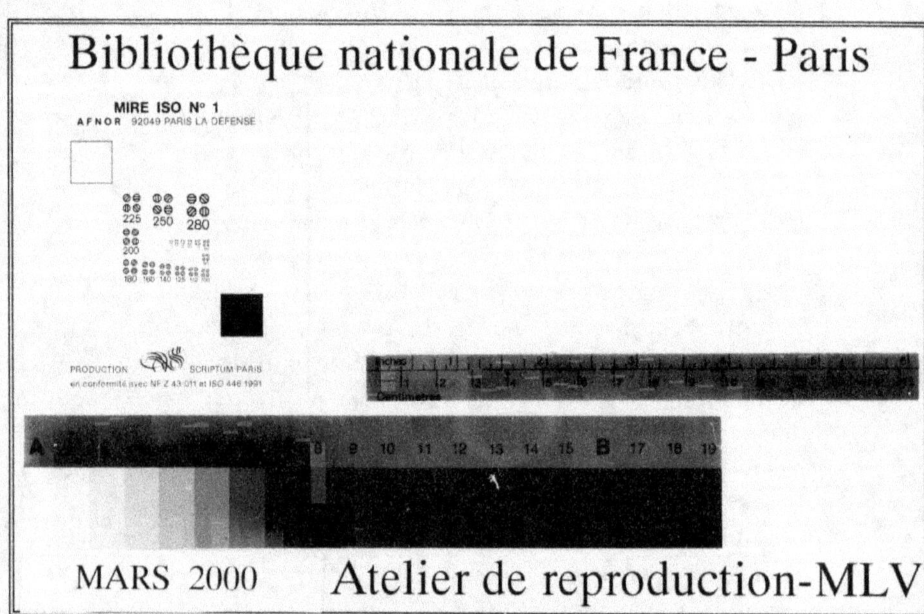
Bibliothèque nationale de France - Paris
MIRE ISO N° 1
AFNOR 92049 PARIS LA DEFENSE
225 250 280
200
180 160 140 125 10 100
PRODUCTION SCRIPTUM PARIS
en conformité avec NF Z 43-011 et ISO 446 1991
MARS 2000
Atelier de reproduction-MLV